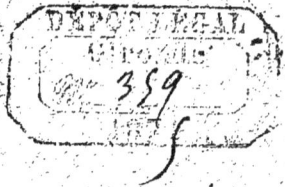

UN MOT

SUR

LE KOUMYS

ET

ses applications aux maladies de consomption

Travail lu à la Société de Médecine et de Chirurgie de Bordeaux,
dans la séance du 30 avril 1875,

PAR

M. le Docteur BERTET,

de Cercoux, membre correspondant.

BORDEAUX

IMPRIMERIE DUVERDIER ET Cᵉ (DURAND, DIRECTEUR)

7, rue Gouvion, 7

1875

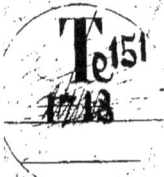

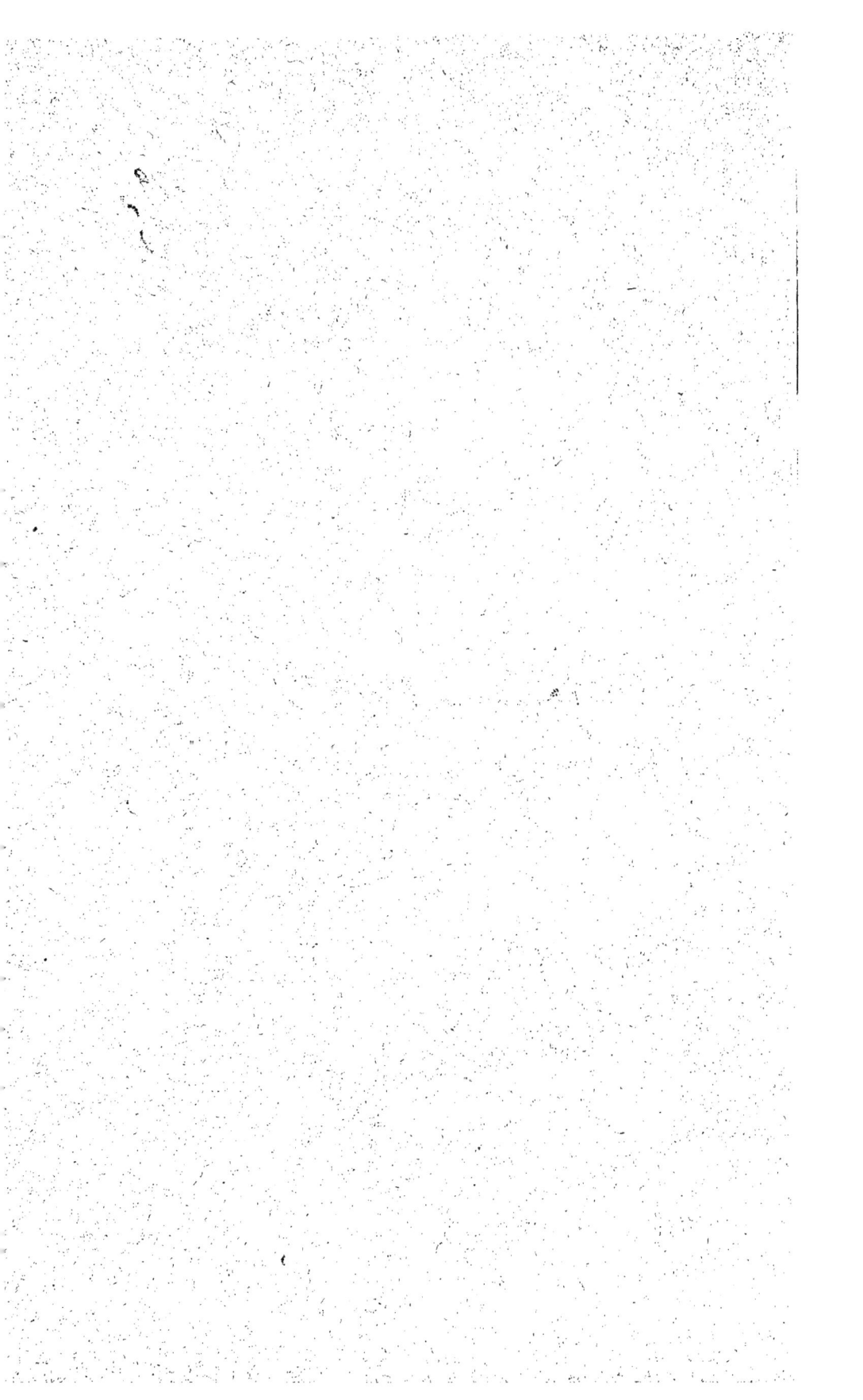

UN MOT

SUR

LE KOUMYS

ET

ses applications aux maladies de consomption (¹)

Travail lu à la Société de Médecine et de Chirurgie de Bordeaux,
dans la séance du 30 avril 1875,

PAR

M. le Docteur BERTET,

de Cercoux, membre correspondant.

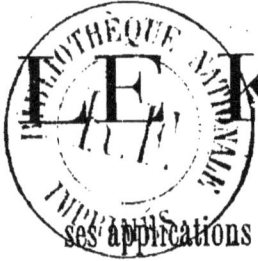

Mon intention n'est pas, Messieurs, de vous faire l'historique complet de cet excellente préparation, mais seulement de vous signaler les bons effets que j'en ai obtenus dans ma pratique.

Je m'efforcerai d'être laconique autant que je le pourrai, afin de vous dire le plus possible en peu de mots.

Le koumys n'est pas une nouveauté. Indépendamment de son usage immémorial chez les différentes tribus de la Tartarie, un médecin anglais, le Dr Grieve, l'avait expérimenté avec avantage à la fin du siècle dernier. Un certain nombre de praticiens anglais, russes et allemands s'en étaient aussi servis et en avaient dit du bien. Cependant, malgré leurs travaux et ceux du Dr Schenepp, qui l'appela galazyme ou galactozyme, de ceux encore du professeur

---

(¹) J'ai toujours employé le koumys Edward nᵒ 2, le nᵒ 1 étant moins agréable aux malades.

Fonssagrives, qui datent de 1865, le koumys restait ignoré des praticiens français.

Mais, depuis les observations récentes de Landowski et de M. Legrand, qui lui a donné le nom si juste de *lait champagnisé*, les faits se sont multipliés de plus en plus.

Pour mon compte, Messieurs, dès que j'ai eu connu les observations de Landowski et de Max-Legrand, je me suis empressé d'expérimenter aussi.

Je ne pouvais me dispenser d'agir, après ce que j'avais dit au Congrès international de Paris, en 1867, où j'avais été jusqu'à conseiller, contre la terrible phthisie, que rien ne parvenait à vaincre, l'ouverture de la poitrine, et assimiler le traitement des cavernes à celui des autres plaies, par l'emploi des injections, des lotions appropriées aux différents cas. C'est donc avec empressement, mais, pour ainsi dire, sans espoir, que je me mis à l'œuvre : j'avais été tant de fois et si souvent trompé par de vaines annonces! Eh bien ! j'avais tort (¹).

Le koumys va-t-il donc guérir la phthisie? Je ne saurais l'affirmer. Mais ce que je puis dire, je le prouverai, c'est que le koumys guérira un certain nombre de phthisiques.

La phthisie, Messieurs, est une maladie bien connue, trop connue peut-être, depuis les beaux travaux de Laënnec, quant à ses signes. En est-il ainsi de sa nature? Ce n'est pas moi qui oserais le dire! La phthisie est loin d'être une et toujours semblable à elle-même. Elle n'est une que par sa terminaison, qui est fatale : les

---

(¹) Voir les actes du Congrès international de Paris, à la page 106. Voir aussi l'*Union médicale* de Paris, du 1ᵉʳ avril dernier, où il est dit que l'ouverture de la poitrine, pour la guérison des cavernes, a été proposée depuis longtemps et peut-être même tentée. Leur traitement par injections, ce qui semble un progrès, a été effectué sans inconvénients par le Dᵣ Williams Pepper, professeur de clinique médicale à l'Université de Pensylvanie.

exceptions sont si rares, qu'elles ne font que confirmer la règle... C'est là, espérons-le, le côté défectueux des travaux modernes sur cette horrible maladie; c'est là que nos connaissances peuvent et doivent se trouver en défaut. Le bien de l'humanité nous fait un rigoureux devoir de faire un pas en avant et d'essayer de faire pénétrer la lumière dans ces affreuses ténèbres.

Je n'ose dire la phthisie, mais les phthisiques, peuvent être divisés en trois catégories : ceux qui sont phthisiques de naissance ou par hérédité; ceux qui sont phthisiques par vice de conformation; ceux enfin qui deviennent phthisiques accidentellement.

Le premier groupe est le plus nombreux; le second, qui le suit de près quant à la fréquence, n'est pas moins difficile à guérir, quand il s'unit à lui; le troisième, relativement plus rare, laisse plus de prise à la thérapeutique, peut et doit donner satisfaction au médecin et faire honneur à la médecine.

La phthisie héréditaire est si généralement admise, que je peux me dispenser d'y insister. Je n'ai qu'un mot à dire de celle par vice de conformation du thorax. Généralement, on dit que la poitrine est rétrécie par le haut et que le système musculaire qui la recouvre est peu développé; ce n'est pas suffisant : il faut ajouter que les premières côtes et la clavicule sont plus courtes et moins arquées que dans l'état normal. De cet état de choses résulte un espace moins grand et surtout moins dilatable à occuper par le poumon. Si l'on considère que le siége principal de l'acte respiratoire se trouve précisément au sommet du poumon, on comprendra que, pour peu qu'il y ait d'obstacle apporté à l'accomplissement de cette si importante fonction, en dehors du peu de développement du thorax, il en résultera vite un défaut d'hématose suffisante.

Le plus souvent alors, la phthisie occupe les deux côtés à la fois.

La phthisie acquise, qui frappe le plus souvent un seul poumon, a pour siége ordinaire la fosse sous-épineuse, soit à droite, soit à gauche, mais plus souvent, semble-t-il, de ce côté. Elle est, plus que les deux autres peut-être, précédée d'hémoptysie et, plus souvent qu'elles aussi, susceptible de guérison.

A ces causes de phthisie s'ajoute, le plus ordinairement, la plus déprimante de toutes les causes de maladie : la dyspepsie. Que cette affreuse dyscrasie soit amenée par une faiblesse organique, par le chagrin ou toute autre misère, peu importe ; elle précède à peu près toujours la phthisie. Celle-ci est donc la conséquence d'un défaut d'appétit amenant une nutrition insuffisante. Plus la dyspepsie est lente et peu prononcée à son début, plus son action est sûre et féconde en résultats fâcheux. Et cela d'autant plus sûrement, que le plus ordinairement le malade et le médecin s'en préoccupent peu, la traitent légèrement et généralement d'une manière inefficace et infructueuse.

Je ne puis me dispenser de m'inscrire contre l'assimilation faite tout récemment entre cette maladie et la scrofule. La phthisie n'est point la scrofule du poumon : la scrofule est une maladie, la phthisie en est plutôt le résultat. La scrofule est l'apanage de l'enfance ; la phthisie est rare à cette période de la vie ; elle surgit, au contraire, quand la première disparaît. La scrofule guérit facilement, et même spontanément par la *révolution* si curieuse appelée *puberté*, tandis que la phthisie, apanage de la jeunesse et de la première moitié de la virilité, ne guérit ni par l'âge, ni par la thérapeutique.

C'est donc à guérir, dès son début, la dyspepsie que les

efforts de la médecine et du médecin doivent tendre. Il est évident que les sujets menacés de phthisie, même ceux qui y sont prédisposés par hérédité ou par vice de conformation, s'ils continuaient à se nourrir convenablement et confortablement, résisteraient ou, au moins, auraient des chances de résister à cette cause si efficace et si dure de destruction. Le problème est donc réduit à trouver un moyen de permettre aux malades dyspeptiques de cesser de l'être, de retrouver l'appétit, de le conserver et, par le fait, de ne pas devenir phthisiques ; ce moyen, c'est le koumys.

Le koumys se décompose en alcool, acide carbonique et acide lactique. Ce qui, pour moi, revient à dire que l'acide lactique est l'agent principal et surtout efficace de la digestion stomacale : ceci n'est pas nouveau, mais ç'a été assez contesté pour avoir un petit goût de renouveau, qui n'est pas trop déplaisant.

Un seul fait : il y a près de trente ans que Gélis et Conté avaient fait leur belle trouvaille : le lactate de fer, dont Bouillaud, l'illustre professeur, avait été le rapporteur à l'Académie de Médecine. Il semblait que ce fût désormais la préparation par excellence ; cela était, en effet, puisque cela est encore et d'une façon absolument incontestable. Quand il ne s'agit que de chlorose, la seule maladie qui réclame légitimement et impérieusement du fer, le lactate est encore ce qui seul convient, puisque seul il guérit vite et sûrement une chose que les autres préparations, même les plus *ronflantes*, ne guérissent que difficilement, quand elles guérissent. Que penser de toutes celles qui lui ont été substituées, sinon qu'elles ont été légitimées et encouragées par les données et théories physiologiques nées depuis ?

Ce qui s'est vu, se reverra !

Quand une autre préparation, le perchlorure, par exemple, pour ne parler que de lui, est indiquée et réussit, il ne s'agit plus de cela, mais d'hémorrhagie bien'plutôt ? Ici, est-ce le fer qui est l'agent principal de la médication? Il suffit de ce point d'interrogation ; je puis passer outre.

Toutes les fois que j'ai administré le koumys à un dyspeptique, et le nombre de ceux-là est déjà grand, j'ai été frappé de l'effet produit. J'y ai eu recours depuis la simple inappétence récente, chez des sujets jeunes et plus ou moins prédisposés à la phthisie, jusqu'à la dyspepsie lientérique, chez des sujets de tous les âges, avec *tabes* gastrointestinal, ayant produit l'émaciation la plus complète et suivie de mort plus ou moins immédiate. Dans tous ces cas, je l'affirme, l'effet produit a été admirable, et suivi de prompts succès, quand la chose était encore possible.

C'est donc à prévenir la phthisie, bien plutôt qu'à la guérir quand elle est confirmée, que le médecin doit viser. Pour un phthisique avéré qui guérira, cent qui le deviendraient et ne guériraient pas, seront préservés par le koumys et une bonne hygiène. Toutes les fois qu'un jeune dyspeptique peut être suspecté de tendance à la phthisie : poitrine mal conformée, ascendance suspecte, infractions graves aux lois de l'hygiène déjà commises, se liant à de la bronchite, à de la sueur nocturne et à de l'amaigrissement, il doit être soumis sans retard à l'usage du koumys. De cette façon, et il n'y aurait aucun inconvénient à une erreur du diagnostic, on réussira dans l'immense majorité des cas. Par le fait, on conservera, aux familles et à la société, un grand nombre de jeunes vies qui sont utiles aux unes et à l'autre, et, ce qui a une plus grande valeur, une valeur incomparable, puisque la phthisie envahit de plus en plus la société et tend à se substituer à toutes les maladies que le bien-être et la civilisation ont détruites ou presque annihilées, en persistant dans l'emploi du koumys, dès qu'un doute surgit, on arriverait ainsi, avec le temps, sinon à détruire la phthisie, les espèces morbides ainsi que les espèces animales et végétales sont pour ainsi dire indestructibles, du moins à la réduire à de faibles proportions. Quel bienfait pour l'humaine espèce! Si une judicieuse sélection dans les unions venait se joindre à cette admirable et *nouvelle* thérapeutique : nourrir fortement, par le koumys, les jeunes générations, au moins celles auxquelles l'appétit, cette source de toute force physique et morale, fait défaut, qui pourrait mettre en doute l'anéantissement de l'hydre moderne? Et quel hymne de reconnaissance ne faudrait-il pas chanter en l'honneur — non d'un homme, — mais d'une chose!

Un mot encore avant de narrer des faits. Le koumys doit-il être prescrit d'emblée, dans tous les cas? Je ne le pense pas. Les exceptions sont cependant rares. Je n'en vois guère qu'une, l'inintégralité des voies digestives, à laquelle il faille parer. Ce que le professeur Furster a appelé gastricité, est, à mon avis, la seule contre indication et, encore, n'est-elle que relative et de courte durée : un vomitif ou un léger purgatif, selon les circonstances, en ont vite raison et permettent l'emploi du koumys, qui pourrait être donné concurremment.

Les faits que je vais raconter sont relatifs à des dyspeptiques et à des phthisiques.

Premier fait. — Jeune fille de quatorze ans, non encore réglée, issue d'une mère et d'un grand-père phthisiques. Elle est alitée, sans fièvre, point de chlorose, quoique pâle et anémique; ce qui domine chez cette enfant, c'est le défaut d'appétit. Koumys à la dose d'une demi-bouteille par jour. Après quatre jours de ce régime, l'appétit est parfait; continuation : quelques jours plus tard l'enfant a retrouvé ses forces et sa gaieté.

Deuxième fait. — Une jeune dame de ma famille, indemne de toute *ascendance* suspecte de phthisie, est dyspeptique depuis longtemps, malgré l'usage du vin de quinquina de Gilbert Seguin, qu'elle affectionne singulièrement et qui a produit un certain bon effet. Je prescris le koumys et, moins de quinze jours après son administration, l'appétit est vif, l'embonpoint accru et le teint de pâle-verdâtre qu'il était, est devenu vermeil, le visage est coloré jusqu'au lobule de l'oreille, qui est devenu rose et presque transparent.

Troisième fait. — Le 7 janvier dernier, je fus appelé à voir la femme Soureau, du village de Blanchet, commune de Saint-Ciers-d'Abzac. Un triste spectacle m'attendait : cette femme, qui n'est âgée que de cinquante ans, est l'image de la décrépitude la plus absolue ; elle n'a pas une seule dent ; elle est desséchée, parcheminée, et me rappelle les momies égyptiennes que j'avais vues à l'Exposition universelle de 1867. Tout ce qu'elle prend — et c'est bien peu — elle le rend pour ainsi dire immédiatement et presque tel qu'elle l'a pris, avec un bruit de gargouillement intestinal singulier. Il n'y a pas et il n'y a pas eu de vomissements. La voix est éteinte, les garde-robes sont presque involontaires, involontaires même parfois, et à peine senties par la malade, quand elle en a conscience. Si on la remue, elle pousse des cris aigus ; les chairs de ses membres sont tellement flasques et pendantes qu'on les dirait détachées de l'os, et sa fille n'a rien trouvé de mieux, pour lui éviter d'atroces douleurs que d'enrouler ses membres de bandes qui la font singulièrement ressembler aux momies dont je parlais tout à l'heure. Sa température est très-basse, presque froide ; il y a un dégoût très-prononcé pour toutes sortes d'aliments.

Que tenter, en présence d'un pareil état de décomposition et du pronostic du médecin traitant, qui avait refusé de revoir la malade, en disant : il n'y a rien à faire ? Je n'ai pas blâmé et je ne blâme pas encore la conduite de mon honorable confrère ; mais, convenons-en, il est triste, pour les autres et pour nous, d'être obligés de tenir un pareil langage. Nous sommes en général très-optimistes, et parfois aussi, pessimistes plus que de raison. Optimistes, le malheur n'est pas toujours bien grand, pour l'honneur de la profession au moins ; mais pessimistes, sans être sûrs de nous, il y a de l'inconvénient à l'être au-delà d'une certaine mesure. Annoncer qu'un malade est perdu sans ressources et le voir guérir, c'est grave ! Mais c'est assez, revenons à notre malade.

Je me décidai à lui prescrire du koumys ; l'effet en fut extraordinaire. Quatre jours plus tard, la malade se levait seule, mangeait avec plaisir de la soupe et la gardait. La physionomie avait repris de l'expression, les chairs étaient moins flasques et on pouvait toucher la malade sans la faire crier. On aurait pu croire un instant à une résurrection, ce n'eût été qu'une erreur suivie d'une déception. Le koumys manqua quelques jours de suite, et l'état de la malade revint à ce qu'il était lors de ma première visite ; quelques jours plus tard, elle avait cessé de vivre. Il est difficile de ne pas supposer et même de ne pas croire que si le koumys avait été prescrit en temps plus opportun, le résultat eût été différent.

Quant aux faits relatifs à la phthisie, je me bornerai à en citer trois ; il me serait facile d'en multiplier le nombre, mais à quoi bon ? La question est à peine à l'étude, et demande du temps et un nombreux concours de bonnes volontés pour être conduite à une solution convenable, que l'on puisse adopter, comme règle de conduite, dans l'immense majorité des cas.

Quatrième fait. — Le jeune B..., âgé de quinze ans, en pension à Libourne, est renvoyé à ses parents au mois de juin 1874, avec une note du médecin traitant, le Dr Peyreau, qui indique clairement que le diagnostic est phthisie au premier degré.

L'enfant, trop grand pour son âge, est singulièrement amaigri; l'appétit est nul, la physionomie triste, la poitrine déprimée au sommet et des deux côtés, avec râles humides et craquements sous les clavicules, faiblesse générale et sueurs nocturnes, etc., etc.

Un vomitif, un emplâtre de thapsia, le vin de Gilbert Seguin amenèrent vite un notable changement dans l'état de cet intéressant malade. Mais quelques jours plus tard, ces moyens ayant été abandonnés, les accidents se renouvelèrent avec un certain accroissement dans leur ensemble. Le koumys fut alors prescrit, et il y eut un effet produit tel, que c'était à ne pas s'y reconnaître. Moins d'un mois après le début de l'usage de ce précieux médicament, tout symptôme morbide avait disparu, et malgré le peu de régularité apporté dans l'emploi du remède, rien n'a reparu depuis. Cette année, à la rentrée de Pâques, le jeune B... a été remis à Libourne; je l'avais défendu; et quinze jours après son retour à la pension, il a été menacé des graves symptômes de l'an dernier. On l'a, je pense, retiré définitivement. Aujourd'hui, le jeune B..., est plus fort et plus vigoureux que la plupart des enfants de son âge; il a l'air d'avoir vingt ans; il a tous les attributs de cet âge : taille, force musculaire, barbe, etc., etc.

Cinquième fait. — Au mois de novembre dernier, j'ai été appelé à soigner le nommé Ardouin, du village des Grands-Horruts, commune des Eglisottes, atteint de phthisie double au second degré. Il ne semble pas y avoir d'hérédité; il y a, concurremment avec la phthisie, un trouble

particulier de l'organe central de la circulation et des gros
troncs qui en partent ou y arrivent. Ce trouble, que l'on
ne trouve nulle part suffisamment décrit, pas même dans
les belles leçons de M. Peter, est caractérisé par des batte-
ments plus ou moins rapides et retentissants, s'entendant
dans toute la poitrine, en arrière aussi bien qu'en avant,
souvent plus fortement à droite qu'à gauche, surtout dans
la direction du tronc brachio-céphalique. C'est là une
fâcheuse complication, ce n'est pas ici le lieu d'y insister,
ne permettant que rarement l'amélioration du sort des
sujets qui en sont atteints, et bien plus rarement encore
leur guérison. Chez ce malade, la décomposition, un instant
arrêtée sous l'influence du koumys, a marché rapidement
vers une terminaison fatale, malgré l'intervention de la
digitale, du bromure de potassium, de l'acide arsénieux,
de l'hydrate de chloral, uni ou non à l'huile de foie de
morue, etc., etc.; il a succombé dans les premiers jours
d'avril. Ici, l'hygiène était détestable; habitation froide et
humide composée d'une seule chambre; dans l'entourage
du malade, inintelligence complète et peu de dévouement.
Dans des conditions semblables ou analogues, les succès
seront bien rares, si tant est qu'il y en ait jamais d'obtenus.

Sixième fait. — Le 1er novembre dernier, je fus mandé
auprès de M. Teurlai, au village de Girard, en Cercoux.
Au mois de mars 1874, à l'occasion de la mort de sa mère,
j'avais vu cet homme qui me dit : Examinez-moi, je vous
prie, j'ai craché du sang il n'y a pas longtemps et je suis
inquiet. Je l'examinai immédiatement, debout, et je re-
connus la présence d'une cavernule, au niveau de la fosse
sous-épineuse gauche. Il n'y avait rien de ce côté en avant,
non plus qu'à droite, soit en avant, soit en arrière. Je lui
dis immédiatement : « Mon ami, dès que tu seras à Bordeaux (il demeure à la Bastide), tu iras voir ton médecin,

et tu lui diras de t'examiner avec soin et de te soigner sérieusement. »

Que se passa-t-il? Je ne puis le dire; mais toujours est-il qu'à mon arrivée auprès de ce malade, le jour de la Toussaint dernière, je fus frappé d'épouvante, en voyant la marche rapide qu'avait prise cette affreuse maladie et le chemin qu'elle avait déjà parcouru.

Teurlai, qui a trente-sept ans, est un garçon fort et vigoureux; son ascendance n'est pas trop mauvaise : son père est vivant et assez bien conservé, sa mère est morte l'an dernier *de bronchite palustre* négligée, sans trace de phthisie. Une cousine germaine maternelle à Teurlai est morte phthisique à vingt ans; sa sœur, cette année, à la suite d'un allaitement prolongé, a été menacée; le koumys a fait prompte justice de cet avertissement.

Lors de ma première visite, Teurlai est alité et peut à peine s'asseoir dans son lit, il est très-pâle et singulièrement amaigri, il tousse et crache incessamment; ses crachats sont ceux de la bronchite et de la phthisie caverneuse; il a une diarrhée colliquative, des sueurs profuses et excessivement abondantes dans la seconde moitié de la nuit; il a de la fièvre continue avec accès vers le soir. L'auscultation donne les signes positifs d'une bronchite généralisée, envahissant les deux côtés de la poitrine, de plus ceux d'une grande caverne existant au niveau de la fosse sous-épineuse gauche. Le ventre présente presque partout de la crépitation et de la sensibilité; la fosse iliaque droite ou iléo-cœcale, offre du gargouillement bien manifeste.

A la suite de cet examen, que je rendis aussi minutieux que possible, en présence du diagnostic et du pronostic de mon honorable et distingué confrère, le Dr Chabrely, que l'on ne me laissa pas ignorer, je dus me livrer à de sérieuses réflexions avant de me décider à agir.

En présence d'un tel ensemble de phénomènes graves,
reposant sur des organes aussi importants que le poumon
et l'intestin, et de nature évidemment tuberculeuse, n'y
avait-il pas de quoi hésiter....., reculer même ? et la for-
mule d'une banalité pharmaceutique, en attendant la ca-
tastrophe qui ne pouvait tarder, un mois au plus, avait dit
mon savant confrère, aurait été légitimée, sinon légitime.

Je me recueillis un instant;... puis me rappelant ces
belles paroles d'Huffeland,— elles ont été dites il y a si longtemps qu'il me semble permis de les trouver belles : — Puisque « le médecin est le prêtre du feu sacré de la vie, le
dispensateur des plus beaux dons de Dieu, et le maître
des forces occultes de la nature, » je me décidai à agir en
prêtre du feu sacré de la vie, et à ne pas désespérer d'elle,
puisqu'elle existait encore, pouvant être terrassée, vaincue
même, mais non anéantie !

Je prescrivis donc :

    1º Kermès minéral.......... 2 gr.
        Sirop thébaïque.......... 100
        Eau distillée.............. 200

M. — Pour une potion à prendre en quatre jours et par
cuillerée.

    2º Sulfate de quinine......... 2 gr.
        Acide sulfurique.......... 1

M. — Pour quinze pilules. Trois par jour, dans l'après-
midi.

3º *Très-large* emplâtre de thapsia entre les épaules;
bouillon avec vin rouge vieux ; lait et tisane pectorale
gommée.

Je pensais satisfaire ainsi aux principales indications et
permettre aux forces occultes de la nature de se relever, si
elles le pouvaient encore, afin d'agir en prêtre du feu sacré
de la vie, ou de borner mon rôle, si tout espoir avait dis-

paru, à donner des consolations, ministre vaincu, pour m'incliner devant la mort, cette énigme dont le médecin doit devenir l'Œdipe.

J'eus raison d'en agir ainsi. A peine ma première prescription avait-elle été exécutée que la scène avait changé ; les forces occultes de la nature s'étaient relevées et permettaient au prêtre du feu sacré de la vie d'entrer en plein dans son rôle, et de concevoir un long et véritable espoir... Je pus dès lors prescrire le koumys et continuer les antimoniaux à faible dose, et le sulfate de quinine, dont l'usage dut être maintenu longtemps encore. Le koumys et les moyens hygiéniques, dont j'ai à vous parler, ne furent accueillis, par les parents de mon malade, — lui se montra docile et confiant, – qu'avec répugnance, à cause du diagnostic et du pronostic portés et maintenus par l'honorable médecin de la Bastide, que le frère de M. Teurlai avait dû visiter peu de jours après l'arrivée de celui-ci à Cercoux.

Teurlai habitait une chambre vaste, à peine meublée, dallée de carreaux, froide et humide. Je prescrivis un bon feu de jour et de nuit, puis dès que mon malade put quitter le lit, je le vêtis d'une robe de chambre neuve et chaude, quoique légère ; je fis établir un parquet improvisé du lit au foyer et dans une certaine étendue autour de celui-ci, avec de la latte de pin, puis je fis *envelopper* le lit et le foyer par un immense paravent. Je n'ai permis à mon malade de quitter cette première partie de sa chambre, le laissant se lever et se recoucher à sa volonté, que dès qu'il fut en état de le faire sans danger ni trop de fatigue, et jusqu'à ce que tout danger prochain, et peut être même éloigné, eût disparu, c'est-à-dire jusque vers le 15 février. Teurlai est donc resté, dans sa cellule improvisée, deux grands mois et demi ! Le koumys a toujours été continué, sauf quelques *suspensions* consenties par moi ou amenées par le manque de la chose. J'ai laissé le *régime*, tout en le surveillant, à la disposition de mon malade, en flattant pour ainsi dire toutes ses appétences, et je ne crois pas avoir eu à m'en plaindre. Je l'ai seulement obligé à boire du lait, en aussi grande quantité que possible, à la condition que les autres aliments ne seraient en rien diminués. J'ai vu, chez Teurlai, tous les symptômes si alarmants qu'il m'avait offerts au début de mon intervention, s'amoindrir pour ainsi dire chaque jour, pour disparaître presque entièrement vers la fin de mars. Le 11 de ce mois-ci, lors de mon dernier examen, c'est à peine si moi, qui avais connu son existence si peu douteuse, j'ai pu retrouver quelques traces inquiétantes de la vaste caverne qui avait détruit une grande partie du poumon de Teurlai : un peu de faiblesse de la respiration et quelques bulles de râle sous-crépitant en avant, et c'est tout.

Je ne puis redire tout ce que j'ai fait pendant ces longs mois ; la fièvre s'est reproduite deux ou trois fois ; le sulfate *acide* de quinine en a toujours eu vite raison ; le ventre, lui-même, est devenu souvent douloureux, avec crépitation et même gargouillement ; contre ces états accidentels, les ventouses sèches ont fait merveille. Ajouterai-je, pour en finir, que toujours j'ai affirmé à Teurlai sa guérison et me suis efforcé de ne jamais lui laisser soupçonner que je pouvais la mettre en doute ; j'oserais croire y être parvenu.

Concluerai-je maintenant à une guérison radicale et définitive ? Oui et non. Oui, si Teurlai mène une vie sage et tranquille, et qu'aucune circonstance, plus forte que sa volonté, ne vienne imprimer de trop fortes secousses soit à son physique, soit à son moral ; non, dans le cas contraire.

Dans tous les cas, c'est un beau succès, dont on peut se

contenter, et l'honneur en revient, selon moi, en grande partie au koumys. (¹)

Messieurs, ce travail est déjà trop long ; ce serait abuser singulièrement de votre bienveillante attention que de l'allonger encore. J'ai le regret de n'avoir pu le faire plus court ; le temps et la tranquillité d'esprit, pour cela, m'ont manqué.

Tel qu'il est cependant, Messieurs, il semble porter un enseignement, et solliciter les esprits non prévenus et amis du progrès vers de nouvelles tentatives.

C'est avec cette pensée et dans cet espoir que je conclus :

1° Que la phthisie étant incurable par tous les moyens connus, il est juste et sage de lui opposer le koumys ;

2° Que la phthisie, le plus souvent étant précédée de la dyspepsie, souvent due à cette dyscrasie, il importe d'attaquer celle-ci de suite par l'usage du koumys ;

3° Qu'il est préférable de prévenir, ne serait-ce que dans une faible mesure, par le koumys et l'hygiène, une maladie telle que la phthisie, que rien ne guérit, plutôt que d'avoir à la combattre une fois déclarée.

Cercoux, le 28 avril 1875.

---

(1) Aujourd'hui, 29 juin, j'ai revu M. Teurlai ; je l'ai visité avec soin, sans rien trouver dans son poumon gauche qui pût me révéler l'existence de son ancienne caverne.

Je crois pouvoir ajouter, puisque c'est l'exacte vérité, que M. Teurlai, qui a partagé mon déjeuner à l'hôtel, a mangé 400 grammes de pain, trois plats copieux, du dessert, et bu un grand verre de vin blanc et un frontignan de vin rouge. En sortant de table, M. Teurlai a ajouté : je mangerais encore une *livre* de pain.

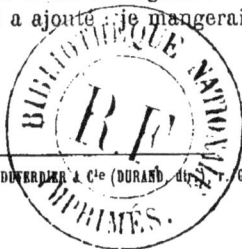

Bordeaux. — Imp. DUVERDIER & Cⁱᵉ (DURAND, dir.), r. Gouvion 7